The Diabetics' 90 Day Personal Diary

for Diabetes and Weight Loss Management

Published by ETS Press

ISBN-13: 978-1539051749

ISBN-10: 1539051749

HOW TO USE YOUR PERSONAL DIARY

Diabetes is a daily struggle of highs and lows, mood swings, brain fog, blood sugar tests, insulin injections, medications, and food battles.

There is only one way to combat it, and that is to strictly monitor your intake of insulin and food, and evaluate how it effects your blood sugar.

Controlling your blood sugar is a lifetime in scientific experiment. Everyday brings about new challenges. Keeping track of what you take into your body and how it effects your blood sugar gives you the tools to evaluate, analyze, and make future decisions on which foods to eat and how much insulin you need to keep your blood sugar steady. This also gives your doctor more information to gleam in order to make better decisions about your treatment.

Throw this book into your purse or bag and carry it throughout the day. Write down your information and use it to help you make better food choices going forward.

Here is a quick use guide:

- Check off your daily water intake. Try to drink 8 glasses of water per day.
- Write down your blood sugar levels before you eat, and 30 minutes after you finish eating.
- Write down how much of each type of insulin you inject before you eat.
- Keep track of your medications. Abbreviate the medication names in the larger black, and check them off as taken using the smaller blanks.
- Write down each food item that you eat and the total carb intake for that food.
- Keep track of your daily exercise by writing down how many minutes you spend exercising, and the type of exercise.
- Don't forget your vitamins! Write down your daily vitamin, supplement, and probiotic intake.
- Record your weight every seven days. It's best to weigh naked first thing in the morning before you eat.
- Write any notes or observations in the side margins.
- Carry your personal diary with you, and don't forget to show your doctor.

Date: Weight: _____

Daily Water Intake: __ __ __ __ __ __ __ __

Morning Blood Sugar:

Insulin Unit Intake:

Morning Meds: _____ _____ _____ _____

Breakfast   Carbs

_____

_____

_____

_____

After Breakfast Blood Sugar:

Insulin Unit Intake:

AM Snack   Carbs

_____

_____

After Snack Blood Sugar:

Before Lunch Blood Sugar:

Insulin Unit Intake:

Afternoon Meds: _____ _____ _____ _____

Lunch   Carbs

_____

_____

_____

_____

After Lunch Blood Sugar:

Insulin Intake:

PM Snack   Carbs

_____

_____

After Snack Blood Sugar:

Before Dinner Blood Sugar:

Insulin Unit Intake:

Evening Meds: _____ _____ _____ _____

Dinner   Carbs

_____

_____

_____

_____

After Dinner Blood Sugar:

Exercise Time:

____ Weights / Resistence   ____ Walking   ____ Aerobic

____ Multivitamin & Minerals ____ Supplements ____ Probiotics

Date:

Daily Water Intake: __ __ __ __ __ __ __ __

Morning Blood Sugar:

Insulin Unit Intake:

Morning Meds: ____ _____ ____ _____

Breakfast   Carbs

_____

_____

_____

_____

After Breakfast Blood Sugar:

Insulin Unit Intake:

AM Snack   Carbs

_____

_____

After Snack Blood Sugar:

Before Lunch Blood Sugar:

Insulin Unit Intake:

Afternoon Meds: ____ _____ ____ _____

Lunch   Carbs

_____

_____

_____

_____

After Lunch Blood Sugar:

Insulin Intake:

PM Snack   Carbs

_____

_____

After Snack Blood Sugar:

Before Dinner Blood Sugar:

Insulin Unit Intake:

Evening Meds: ____ _____ ____ _____

Dinner   Carbs

_____

_____

_____

_____

After Dinner Blood Sugar:

Exercise Time:

____ Weights / Resistence   ____ Walking   ____ Aerobic

____ Multivitamin & Minerals ____ Supplements ____ Probiotics

Date:
Daily Water Intake: __ __ __ __ __ __ __ __
Morning Blood Sugar:
Insulin Unit Intake:
Morning Meds: _____ _____ _____ _____

Breakfast   Carbs

_____
_____
_____
_____

After Breakfast Blood Sugar:
Insulin Unit Intake:

AM Snack   Carbs

_____
_____

After Snack Blood Sugar:
Before Lunch Blood Sugar:
Insulin Unit Intake:
Afternoon Meds: _____ _____ _____ _____

Lunch   Carbs

_____
_____
_____
_____

After Lunch Blood Sugar:
Insulin Intake:

PM Snack   Carbs

_____
_____

After Snack Blood Sugar:
Before Dinner Blood Sugar:
Insulin Unit Intake:
Evening Meds: _____ _____ _____ _____

Dinner   Carbs

_____
_____
_____
_____

After Dinner Blood Sugar:
Exercise Time:
____ Weights / Resistence   ____ Walking   ____ Aerobic
____ Multivitamin & Minerals ____ Supplements ____ Probiotics

Date:

Daily Water Intake: __ __ __ __ __ __ __ __

Morning Blood Sugar:

Insulin Unit Intake:

Morning Meds: ____ _____ ____ _____

Breakfast   Carbs

_____
_____
_____
_____

After Breakfast Blood Sugar:

Insulin Unit Intake:

AM Snack   Carbs

_____
_____

After Snack Blood Sugar:

Before Lunch Blood Sugar:

Insulin Unit Intake:

Afternoon Meds: ____ _____ ____ _____

Lunch   Carbs

_____
_____
_____
_____

After Lunch Blood Sugar:

Insulin Intake:

PM Snack   Carbs

_____
_____

After Snack Blood Sugar:

Before Dinner Blood Sugar:

Insulin Unit Intake:

Evening Meds: ____ _____ ____ _____

Dinner   Carbs

_____
_____
_____
_____

After Dinner Blood Sugar:

Exercise Time:

____ Weights / Resistence   ____ Walking   ____ Aerobic

____ Multivitamin & Minerals ____ Supplements ____ Probiotics

Date:
Daily Water Intake: __ __ __ __ __ __ __ __
Morning Blood Sugar:
Insulin Unit Intake:
Morning Meds: _____ _____ _____ _____

Breakfast   Carbs

_____
_____
_____
_____

After Breakfast Blood Sugar:
Insulin Unit Intake:

AM Snack   Carbs

_____
_____

After Snack Blood Sugar:
Before Lunch Blood Sugar:
Insulin Unit Intake:
Afternoon Meds: _____ _____ _____ _____

Lunch   Carbs

_____
_____
_____
_____

After Lunch Blood Sugar:
Insulin Intake:

PM Snack   Carbs

_____
_____

After Snack Blood Sugar:
Before Dinner Blood Sugar:
Insulin Unit Intake:
Evening Meds: _____ _____ _____ _____

Dinner   Carbs

_____
_____
_____
_____

After Dinner Blood Sugar:
Exercise Time:
____ Weights / Resistence   ____ Walking   ____ Aerobic
____ Multivitamin & Minerals ____ Supplements ____ Probiotics

Date:
Daily Water Intake: __ __ __ __ __ __ __ __
Morning Blood Sugar:
Insulin Unit Intake:
Morning Meds: _____ _____ _____ _____

Breakfast   Carbs

After Breakfast Blood Sugar:
Insulin Unit Intake:

AM Snack   Carbs

After Snack Blood Sugar:
Before Lunch Blood Sugar:
Insulin Unit Intake:
Afternoon Meds: _____ _____ _____ _____

Lunch   Carbs

After Lunch Blood Sugar:
Insulin Intake:

PM Snack   Carbs

After Snack Blood Sugar:
Before Dinner Blood Sugar:
Insulin Unit Intake:
Evening Meds: _____ _____ _____ _____

Dinner   Carbs

After Dinner Blood Sugar:
Exercise Time:
____ Weights / Resistence   ____ Walking   ____ Aerobic
____ Multivitamin & Minerals ____ Supplements ____ Probiotics

Date:
Daily Water Intake: __ __ __ __ __ __ __ __
Morning Blood Sugar:
Insulin Unit Intake:
Morning Meds: _____ _____ _____ _____

Breakfast   Carbs

_____

_____

_____

_____

After Breakfast Blood Sugar:
Insulin Unit Intake:

AM Snack   Carbs

_____

_____

After Snack Blood Sugar:
Before Lunch Blood Sugar:
Insulin Unit Intake:
Afternoon Meds: _____ _____ _____ _____

Lunch   Carbs

_____

_____

_____

_____

After Lunch Blood Sugar:
Insulin Intake:

PM Snack   Carbs

_____

_____

After Snack Blood Sugar:
Before Dinner Blood Sugar:
Insulin Unit Intake:
Evening Meds: _____ _____ _____ _____

Dinner   Carbs

_____

_____

_____

_____

After Dinner Blood Sugar:
Exercise Time:
____ Weights / Resistence   ____ Walking   ____ Aerobic
____ Multivitamin & Minerals ____ Supplements ____ Probiotics

Date: Weight: _____

Daily Water Intake: __ __ __ __ __ __ __ __

Morning Blood Sugar:

Insulin Unit Intake:

Morning Meds: ____ _____ ____ _____

Breakfast   Carbs

After Breakfast Blood Sugar:

Insulin Unit Intake:

AM Snack   Carbs

After Snack Blood Sugar:

Before Lunch Blood Sugar:

Insulin Unit Intake:

Afternoon Meds: ____ _____ ____ _____

Lunch   Carbs

After Lunch Blood Sugar:

Insulin Intake:

PM Snack   Carbs

After Snack Blood Sugar:

Before Dinner Blood Sugar:

Insulin Unit Intake:

Evening Meds: ____ _____ ____ _____

Dinner   Carbs

After Dinner Blood Sugar:

Exercise Time:

____ Weights / Resistence   ____ Walking   ____ Aerobic

____ Multivitamin & Minerals ____ Supplements ____ Probiotics

Date:

Daily Water Intake: __ __ __ __ __ __ __ __

Morning Blood Sugar:

Insulin Unit Intake:

Morning Meds: _____ _____ _____ _____

Breakfast   Carbs

_____

_____

_____

_____

After Breakfast Blood Sugar:

Insulin Unit Intake:

AM Snack   Carbs

_____

_____

After Snack Blood Sugar:

Before Lunch Blood Sugar:

Insulin Unit Intake:

Afternoon Meds: _____ _____ _____ _____

Lunch   Carbs

_____

_____

_____

_____

After Lunch Blood Sugar:

Insulin Intake:

PM Snack   Carbs

_____

_____

After Snack Blood Sugar:

Before Dinner Blood Sugar:

Insulin Unit Intake:

Evening Meds: _____ _____ _____ _____

Dinner   Carbs

_____

_____

_____

_____

After Dinner Blood Sugar:

Exercise Time:

____ Weights / Resistence   ____ Walking   ____ Aerobic

____ Multivitamin & Minerals ____ Supplements ____ Probiotics

Date:
Daily Water Intake: __ __ __ __ __ __ __ __
Morning Blood Sugar:
Insulin Unit Intake:
Morning Meds: _____ _____ _____ _____

Breakfast   Carbs

_____
_____
_____
_____

After Breakfast Blood Sugar:
Insulin Unit Intake:

AM Snack   Carbs

_____
_____

After Snack Blood Sugar:
Before Lunch Blood Sugar:
Insulin Unit Intake:
Afternoon Meds: _____ _____ _____ _____

Lunch   Carbs

_____
_____
_____
_____

After Lunch Blood Sugar:
Insulin Intake:

PM Snack   Carbs

_____
_____

After Snack Blood Sugar:
Before Dinner Blood Sugar:
Insulin Unit Intake:
Evening Meds: _____ _____ _____ _____

Dinner   Carbs

_____
_____
_____
_____

After Dinner Blood Sugar:
Exercise Time:
____ Weights / Resistence   ____ Walking   ____ Aerobic
____ Multivitamin & Minerals ____ Supplements ____ Probiotics

Date:
Daily Water Intake: __ __ __ __ __ __ __ __
Morning Blood Sugar:
Insulin Unit Intake:
Morning Meds: _____ _____ _____ _____

Breakfast   Carbs

_____
_____
_____
_____

After Breakfast Blood Sugar:
Insulin Unit Intake:

AM Snack   Carbs

_____
_____

After Snack Blood Sugar:
Before Lunch Blood Sugar:
Insulin Unit Intake:
Afternoon Meds: _____ _____ _____ _____

Lunch   Carbs

_____
_____
_____
_____

After Lunch Blood Sugar:
Insulin Intake:

PM Snack   Carbs

_____
_____

After Snack Blood Sugar:
Before Dinner Blood Sugar:
Insulin Unit Intake:
Evening Meds: _____ _____ _____ _____

Dinner   Carbs

_____
_____
_____
_____

After Dinner Blood Sugar:
Exercise Time:
____ Weights / Resistence   ____ Walking   ____ Aerobic
____ Multivitamin & Minerals ___ Supplements ____ Probiotics

Date:
Daily Water Intake: __ __ __ __ __ __ __ __
Morning Blood Sugar:
Insulin Unit Intake:
Morning Meds: _____ _____ _____ _____

Breakfast   Carbs

_____

_____

_____

_____

After Breakfast Blood Sugar:
Insulin Unit Intake:
AM Snack   Carbs

_____

_____

After Snack Blood Sugar:
Before Lunch Blood Sugar:
Insulin Unit Intake:
Afternoon Meds: _____ _____ _____ _____
Lunch   Carbs

_____

_____

_____

_____

After Lunch Blood Sugar:
Insulin Intake:
PM Snack   Carbs

_____

_____

After Snack Blood Sugar:
Before Dinner Blood Sugar:
Insulin Unit Intake:
Evening Meds: _____ _____ _____ _____
Dinner   Carbs

_____

_____

_____

_____

After Dinner Blood Sugar:
Exercise Time:
____ Weights / Resistence   ____ Walking   ____ Aerobic
____ Multivitamin & Minerals ____ Supplements ____ Probiotics

Date:
Daily Water Intake: __ __ __ __ __ __ __ __
Morning Blood Sugar:
Insulin Unit Intake:
Morning Meds: _____ _____ _____ _____

Breakfast   Carbs

_____
_____
_____
_____

After Breakfast Blood Sugar:
Insulin Unit Intake:

AM Snack   Carbs

_____
_____

After Snack Blood Sugar:
Before Lunch Blood Sugar:
Insulin Unit Intake:
Afternoon Meds: _____ _____ _____ _____

Lunch   Carbs

_____
_____
_____
_____

After Lunch Blood Sugar:
Insulin Intake:

PM Snack   Carbs

_____
_____

After Snack Blood Sugar:
Before Dinner Blood Sugar:
Insulin Unit Intake:
Evening Meds: _____ _____ _____ _____

Dinner   Carbs

_____
_____
_____
_____

After Dinner Blood Sugar:
Exercise Time:
____ Weights / Resistence   ____ Walking   ____ Aerobic
____ Multivitamin & Minerals ____ Supplements ____ Probiotics

Date: Weight: _____

Daily Water Intake: __ __ __ __ __ __ __ __

Morning Blood Sugar:

Insulin Unit Intake:

Morning Meds: _____ _____ _____ _____

Breakfast   Carbs

_____

_____

_____

_____

After Breakfast Blood Sugar:

Insulin Unit Intake:

AM Snack   Carbs

_____

_____

After Snack Blood Sugar:

Before Lunch Blood Sugar:

Insulin Unit Intake:

Afternoon Meds: _____ _____ _____ _____

Lunch   Carbs

_____

_____

_____

_____

After Lunch Blood Sugar:

Insulin Intake:

PM Snack   Carbs

_____

_____

After Snack Blood Sugar:

Before Dinner Blood Sugar:

Insulin Unit Intake:

Evening Meds: _____ _____ _____ _____

Dinner   Carbs

_____

_____

_____

_____

After Dinner Blood Sugar:

Exercise Time:

____ Weights / Resistence   ____ Walking   ____ Aerobic

____ Multivitamin & Minerals ____ Supplements ____ Probiotics

Date:

Daily Water Intake: __ __ __ __ __ __ __ __

Morning Blood Sugar:

Insulin Unit Intake:

Morning Meds: ____ _____ ____ _____

Breakfast   Carbs

_____

_____

_____

_____

After Breakfast Blood Sugar:

Insulin Unit Intake:

AM Snack   Carbs

_____

_____

After Snack Blood Sugar:

Before Lunch Blood Sugar:

Insulin Unit Intake:

Afternoon Meds: ____ _____ ____ _____

Lunch   Carbs

_____

_____

_____

_____

After Lunch Blood Sugar:

Insulin Intake:

PM Snack   Carbs

_____

_____

After Snack Blood Sugar:

Before Dinner Blood Sugar:

Insulin Unit Intake:

Evening Meds: ____ _____ ____ _____

Dinner   Carbs

_____

_____

_____

_____

After Dinner Blood Sugar:

Exercise Time:

____ Weights / Resistence   ____ Walking   ____ Aerobic

____ Multivitamin & Minerals ____ Supplements ____ Probiotics

Date:
Daily Water Intake: __ __ __ __ __ __ __ __
Morning Blood Sugar:
Insulin Unit Intake:
Morning Meds: _____ _____ _____ _____

Breakfast	Carbs

After Breakfast Blood Sugar:
Insulin Unit Intake:

AM Snack	Carbs

After Snack Blood Sugar:
Before Lunch Blood Sugar:
Insulin Unit Intake:
Afternoon Meds: _____ _____ _____ _____

Lunch	Carbs

After Lunch Blood Sugar:
Insulin Intake:

PM Snack	Carbs

After Snack Blood Sugar:
Before Dinner Blood Sugar:
Insulin Unit Intake:
Evening Meds: _____ _____ _____ _____

Dinner	Carbs

After Dinner Blood Sugar:
Exercise Time:
____ Weights / Resistence   ____ Walking   ____ Aerobic
____ Multivitamin & Minerals ____ Supplements ____ Probiotics

Date:
Daily Water Intake: __ __ __ __ __ __ __ __
Morning Blood Sugar:
Insulin Unit Intake:
Morning Meds: ____ _____ ____ _____

Breakfast   Carbs

_____

_____

_____

_____

After Breakfast Blood Sugar:
Insulin Unit Intake:

AM Snack   Carbs

_____

After Snack Blood Sugar:
Before Lunch Blood Sugar:
Insulin Unit Intake:
Afternoon Meds: ____ _____ ____ _____

Lunch   Carbs

_____

_____

_____

_____

After Lunch Blood Sugar:
Insulin Intake:

PM Snack   Carbs

_____

After Snack Blood Sugar:
Before Dinner Blood Sugar:
Insulin Unit Intake:
Evening Meds: ____ _____ ____ _____

Dinner   Carbs

_____

_____

_____

_____

After Dinner Blood Sugar:
Exercise Time:
____ Weights / Resistence   ____ Walking   ____ Aerobic
____ Multivitamin & Minerals ____ Supplements ____ Probiotics

Date:

Daily Water Intake: __ __ __ __ __ __ __ __

Morning Blood Sugar:

Insulin Unit Intake:

Morning Meds: ____ _____ ____ _____

Breakfast   Carbs

_____

_____

_____

_____

After Breakfast Blood Sugar:

Insulin Unit Intake:

AM Snack   Carbs

_____

_____

After Snack Blood Sugar:

Before Lunch Blood Sugar:

Insulin Unit Intake:

Afternoon Meds: ____ _____ ____ _____

Lunch   Carbs

_____

_____

_____

_____

After Lunch Blood Sugar:

Insulin Intake:

PM Snack   Carbs

_____

_____

After Snack Blood Sugar:

Before Dinner Blood Sugar:

Insulin Unit Intake:

Evening Meds: ____ _____ ____ _____

Dinner   Carbs

_____

_____

_____

_____

After Dinner Blood Sugar:

Exercise Time:

____ Weights / Resistence   ____ Walking   ____ Aerobic

____ Multivitamin & Minerals ____ Supplements ____ Probiotics

Date:
Daily Water Intake: __ __ __ __ __ __ __ __
Morning Blood Sugar:
Insulin Unit Intake:
Morning Meds: _____ _____ _____ _____

Breakfast   Carbs

_____
_____
_____
_____

After Breakfast Blood Sugar:
Insulin Unit Intake:

AM Snack   Carbs

_____

After Snack Blood Sugar:
Before Lunch Blood Sugar:
Insulin Unit Intake:
Afternoon Meds: _____ _____ _____ _____

Lunch   Carbs

_____
_____
_____
_____

After Lunch Blood Sugar:
Insulin Intake:

PM Snack   Carbs

_____

After Snack Blood Sugar:
Before Dinner Blood Sugar:
Insulin Unit Intake:
Evening Meds: _____ _____ _____ _____

Dinner   Carbs

_____
_____
_____
_____

After Dinner Blood Sugar:
Exercise Time:
____ Weights / Resistence   ____ Walking   ____ Aerobic
____ Multivitamin & Minerals ____ Supplements ____ Probiotics

Date:

Daily Water Intake: __ __ __ __ __ __ __ __

Morning Blood Sugar:

Insulin Unit Intake:

Morning Meds: _____ _____ _____ _____

Breakfast   Carbs

_____

_____

_____

_____

After Breakfast Blood Sugar:

Insulin Unit Intake:

AM Snack   Carbs

_____

_____

After Snack Blood Sugar:

Before Lunch Blood Sugar:

Insulin Unit Intake:

Afternoon Meds: _____ _____ _____ _____

Lunch   Carbs

_____

_____

_____

_____

After Lunch Blood Sugar:

Insulin Intake:

PM Snack   Carbs

_____

_____

After Snack Blood Sugar:

Before Dinner Blood Sugar:

Insulin Unit Intake:

Evening Meds: _____ _____ _____ _____

Dinner   Carbs

_____

_____

_____

_____

After Dinner Blood Sugar:

Exercise Time:

____ Weights / Resistence   ____ Walking   ____ Aerobic

____ Multivitamin & Minerals ____ Supplements ____ Probiotics

Date:
Daily Water Intake: __ __ __ __ __ __ __ __
Morning Blood Sugar:
Insulin Unit Intake:
Morning Meds: _____ _____ _____ _____

Breakfast   Carbs

_____

_____

_____

_____

After Breakfast Blood Sugar:
Insulin Unit Intake:

AM Snack   Carbs

_____

_____

After Snack Blood Sugar:
Before Lunch Blood Sugar:
Insulin Unit Intake:
Afternoon Meds: _____ _____ _____ _____

Lunch   Carbs

_____

_____

_____

_____

After Lunch Blood Sugar:
Insulin Intake:

PM Snack   Carbs

_____

_____

After Snack Blood Sugar:
Before Dinner Blood Sugar:
Insulin Unit Intake:
Evening Meds: _____ _____ _____ _____

Dinner   Carbs

_____

_____

_____

_____

After Dinner Blood Sugar:
Exercise Time:
____ Weights / Resistence   ____ Walking   ____ Aerobic
____ Multivitamin & Minerals ____ Supplements ____ Probiotics

Date: Weight: _____

Daily Water Intake: __ __ __ __ __ __ __ __

Morning Blood Sugar:

Insulin Unit Intake:

Morning Meds: _____ _____ _____ _____

Breakfast   Carbs

After Breakfast Blood Sugar:

Insulin Unit Intake:

AM Snack   Carbs

After Snack Blood Sugar:

Before Lunch Blood Sugar:

Insulin Unit Intake:

Afternoon Meds: _____ _____ _____ _____

Lunch   Carbs

After Lunch Blood Sugar:

Insulin Intake:

PM Snack   Carbs

After Snack Blood Sugar:

Before Dinner Blood Sugar:

Insulin Unit Intake:

Evening Meds: _____ _____ _____ _____

Dinner   Carbs

After Dinner Blood Sugar:

Exercise Time:

____ Weights / Resistence   ____ Walking   ____ Aerobic

____ Multivitamin & Minerals ____ Supplements ____ Probiotics

Date:
Daily Water Intake: __ __ __ __ __ __ __ __
Morning Blood Sugar:
Insulin Unit Intake:
Morning Meds: _____ _____ _____ _____

Breakfast   Carbs

_____

_____

_____

_____

After Breakfast Blood Sugar:
Insulin Unit Intake:

AM Snack   Carbs

_____

_____

After Snack Blood Sugar:
Before Lunch Blood Sugar:
Insulin Unit Intake:
Afternoon Meds: _____ _____ _____ _____

Lunch   Carbs

_____

_____

_____

_____

After Lunch Blood Sugar:
Insulin Intake:

PM Snack   Carbs

_____

_____

After Snack Blood Sugar:
Before Dinner Blood Sugar:
Insulin Unit Intake:
Evening Meds: _____ _____ _____ _____

Dinner   Carbs

_____

_____

_____

_____

After Dinner Blood Sugar:
Exercise Time:
____ Weights / Resistence   ____ Walking   ____ Aerobic
____ Multivitamin & Minerals ____ Supplements ____ Probiotics

Date:
Daily Water Intake: __ __ __ __ __ __ __ __
Morning Blood Sugar:
Insulin Unit Intake:
Morning Meds: _____ _____ _____ _____

Breakfast Carbs

_____

_____

_____

_____

After Breakfast Blood Sugar:
Insulin Unit Intake:

AM Snack Carbs

_____

_____

After Snack Blood Sugar:
Before Lunch Blood Sugar:
Insulin Unit Intake:
Afternoon Meds: _____ _____ _____ _____

Lunch Carbs

_____

_____

_____

_____

After Lunch Blood Sugar:
Insulin Intake:

PM Snack Carbs

_____

_____

After Snack Blood Sugar:
Before Dinner Blood Sugar:
Insulin Unit Intake:
Evening Meds: _____ _____ _____ _____

Dinner Carbs

_____

_____

_____

_____

After Dinner Blood Sugar:
Exercise Time:
____ Weights / Resistence   ____ Walking   ____ Aerobic
____ Multivitamin & Minerals ____ Supplements ____ Probiotics

Date:
Daily Water Intake: __ __ __ __ __ __ __ __
Morning Blood Sugar:
Insulin Unit Intake:
Morning Meds: _____ _____ _____ _____

Breakfast   Carbs

_____
_____
_____
_____

After Breakfast Blood Sugar:
Insulin Unit Intake:

AM Snack   Carbs

_____
_____

After Snack Blood Sugar:
Before Lunch Blood Sugar:
Insulin Unit Intake:
Afternoon Meds: _____ _____ _____ _____

Lunch   Carbs

_____
_____
_____
_____

After Lunch Blood Sugar:
Insulin Intake:

PM Snack   Carbs

_____
_____

After Snack Blood Sugar:
Before Dinner Blood Sugar:
Insulin Unit Intake:
Evening Meds: _____ _____ _____ _____

Dinner   Carbs

_____
_____
_____
_____

After Dinner Blood Sugar:
Exercise Time:
____ Weights / Resistence   ____ Walking   ____ Aerobic
____ Multivitamin & Minerals ____ Supplements ____ Probiotics

Date:
Daily Water Intake: __ __ __ __ __ __ __ __
Morning Blood Sugar:
Insulin Unit Intake:
Morning Meds: _____ _____ _____ _____

Breakfast   Carbs

_____

_____

_____

_____

After Breakfast Blood Sugar:
Insulin Unit Intake:

AM Snack   Carbs

_____

_____

After Snack Blood Sugar:
Before Lunch Blood Sugar:
Insulin Unit Intake:
Afternoon Meds: _____ _____ _____ _____

Lunch   Carbs

_____

_____

_____

_____

After Lunch Blood Sugar:
Insulin Intake:

PM Snack   Carbs

_____

_____

After Snack Blood Sugar:
Before Dinner Blood Sugar:
Insulin Unit Intake:
Evening Meds: _____ _____ _____ _____

Dinner   Carbs

_____

_____

_____

_____

After Dinner Blood Sugar:
Exercise Time:
____ Weights / Resistence   ____ Walking   ____ Aerobic
____ Multivitamin & Minerals ____ Supplements ____ Probiotics

Date:
Daily Water Intake: __ __ __ __ __ __ __ __
Morning Blood Sugar:
Insulin Unit Intake:
Morning Meds: _____ _____ _____ _____

Breakfast   Carbs

_____
_____
_____
_____

After Breakfast Blood Sugar:
Insulin Unit Intake:

AM Snack   Carbs

_____
_____

After Snack Blood Sugar:
Before Lunch Blood Sugar:
Insulin Unit Intake:
Afternoon Meds: _____ _____ _____ _____

Lunch   Carbs

_____
_____
_____
_____

After Lunch Blood Sugar:
Insulin Intake:

PM Snack   Carbs

_____
_____

After Snack Blood Sugar:
Before Dinner Blood Sugar:
Insulin Unit Intake:
Evening Meds: _____ _____ _____ _____

Dinner   Carbs

_____
_____
_____
_____

After Dinner Blood Sugar:
Exercise Time:
____ Weights / Resistence   ____ Walking   ____ Aerobic
____ Multivitamin & Minerals ____ Supplements ____ Probiotics

Date:

Daily Water Intake: __ __ __ __ __ __ __ __

Morning Blood Sugar:

Insulin Unit Intake:

Morning Meds: ____ _____ ____ _____

Breakfast   Carbs

After Breakfast Blood Sugar:

Insulin Unit Intake:

AM Snack   Carbs

After Snack Blood Sugar:

Before Lunch Blood Sugar:

Insulin Unit Intake:

Afternoon Meds: ____ _____ ____ _____

Lunch   Carbs

After Lunch Blood Sugar:

Insulin Intake:

PM Snack   Carbs

After Snack Blood Sugar:

Before Dinner Blood Sugar:

Insulin Unit Intake:

Evening Meds: ____ _____ ____ _____

Dinner   Carbs

After Dinner Blood Sugar:

Exercise Time:

____ Weights / Resistence   ____ Walking   ____ Aerobic

____ Multivitamin & Minerals ____ Supplements ____ Probiotics

Date: Weight: _____

Daily Water Intake: __ __ __ __ __ __ __ __

Morning Blood Sugar:

Insulin Unit Intake:

Morning Meds: _____ _____ _____ _____

Breakfast   Carbs

_____

_____

_____

_____

After Breakfast Blood Sugar:

Insulin Unit Intake:

AM Snack   Carbs

_____

_____

After Snack Blood Sugar:

Before Lunch Blood Sugar:

Insulin Unit Intake:

Afternoon Meds: _____ _____ _____ _____

Lunch   Carbs

_____

_____

_____

_____

After Lunch Blood Sugar:

Insulin Intake:

PM Snack   Carbs

_____

_____

After Snack Blood Sugar:

Before Dinner Blood Sugar:

Insulin Unit Intake:

Evening Meds: _____ _____ _____ _____

Dinner   Carbs

_____

_____

_____

_____

After Dinner Blood Sugar:

Exercise Time:

____ Weights / Resistence   ____ Walking   ____ Aerobic

____ Multivitamin & Minerals ____ Supplements ____ Probiotics

Date:
Daily Water Intake: __ __ __ __ __ __ __ __
Morning Blood Sugar:
Insulin Unit Intake:
Morning Meds: _____ _____ _____ _____

Breakfast   Carbs

_____
_____
_____
_____

After Breakfast Blood Sugar:
Insulin Unit Intake:
AM Snack   Carbs

_____
_____

After Snack Blood Sugar:
Before Lunch Blood Sugar:
Insulin Unit Intake:
Afternoon Meds: _____ _____ _____ _____

Lunch   Carbs

_____
_____
_____
_____

After Lunch Blood Sugar:
Insulin Intake:
PM Snack   Carbs

_____
_____

After Snack Blood Sugar:
Before Dinner Blood Sugar:
Insulin Unit Intake:
Evening Meds: _____ _____ _____ _____

Dinner   Carbs

_____
_____
_____
_____

After Dinner Blood Sugar:
Exercise Time:
____ Weights / Resistence   ____ Walking   ____ Aerobic
____ Multivitamin & Minerals ____ Supplements ____ Probiotics

Date:
Daily Water Intake: __ __ __ __ __ __ __ __
Morning Blood Sugar:
Insulin Unit Intake:
Morning Meds: _____ _____ _____ _____

Breakfast   Carbs

_____
_____
_____
_____

After Breakfast Blood Sugar:
Insulin Unit Intake:

AM Snack   Carbs

_____
_____

After Snack Blood Sugar:
Before Lunch Blood Sugar:
Insulin Unit Intake:
Afternoon Meds: _____ _____ _____ _____

Lunch   Carbs

_____
_____
_____
_____

After Lunch Blood Sugar:
Insulin Intake:

PM Snack   Carbs

_____
_____

After Snack Blood Sugar:
Before Dinner Blood Sugar:
Insulin Unit Intake:
Evening Meds: _____ _____ _____ _____

Dinner   Carbs

_____
_____
_____
_____

After Dinner Blood Sugar:
Exercise Time:
____ Weights / Resistence   ____ Walking   ____ Aerobic
____ Multivitamin & Minerals ____ Supplements ____ Probiotics

Date:
Daily Water Intake: __ __ __ __ __ __ __ __
Morning Blood Sugar:
Insulin Unit Intake:
Morning Meds: _____ _____ _____ _____

Breakfast   Carbs

_____
_____
_____
_____

After Breakfast Blood Sugar:
Insulin Unit Intake:

AM Snack   Carbs

_____
_____

After Snack Blood Sugar:
Before Lunch Blood Sugar:
Insulin Unit Intake:
Afternoon Meds: _____ _____ _____ _____

Lunch   Carbs

_____
_____
_____
_____

After Lunch Blood Sugar:
Insulin Intake:

PM Snack   Carbs

_____
_____

After Snack Blood Sugar:
Before Dinner Blood Sugar:
Insulin Unit Intake:
Evening Meds: _____ _____ _____ _____

Dinner   Carbs

_____
_____
_____
_____

After Dinner Blood Sugar:
Exercise Time:
____ Weights / Resistence   ____ Walking   ____ Aerobic
____ Multivitamin & Minerals ____ Supplements ____ Probiotics

Date:
Daily Water Intake: __ __ __ __ __ __ __ __
Morning Blood Sugar:
Insulin Unit Intake:
Morning Meds: _____ _____ _____ _____

Breakfast   Carbs

_____
_____
_____
_____

After Breakfast Blood Sugar:
Insulin Unit Intake:
AM Snack   Carbs

_____
_____

After Snack Blood Sugar:
Before Lunch Blood Sugar:
Insulin Unit Intake:
Afternoon Meds: _____ _____ _____ _____

Lunch   Carbs

_____
_____
_____
_____

After Lunch Blood Sugar:
Insulin Intake:
PM Snack   Carbs

_____
_____

After Snack Blood Sugar:
Before Dinner Blood Sugar:
Insulin Unit Intake:
Evening Meds: _____ _____ _____ _____

Dinner   Carbs

_____
_____
_____
_____

After Dinner Blood Sugar:
Exercise Time:
____ Weights / Resistence   ____ Walking   ____ Aerobic
____ Multivitamin & Minerals ____ Supplements ____ Probiotics

Date:

Daily Water Intake: __ __ __ __ __ __ __ __

Morning Blood Sugar:

Insulin Unit Intake:

Morning Meds: _____ _____ _____ _____

Breakfast   Carbs

_____

_____

_____

_____

After Breakfast Blood Sugar:

Insulin Unit Intake:

AM Snack   Carbs

_____

_____

After Snack Blood Sugar:

Before Lunch Blood Sugar:

Insulin Unit Intake:

Afternoon Meds: _____ _____ _____ _____

Lunch   Carbs

_____

_____

_____

_____

After Lunch Blood Sugar:

Insulin Intake:

PM Snack   Carbs

_____

_____

After Snack Blood Sugar:

Before Dinner Blood Sugar:

Insulin Unit Intake:

Evening Meds: _____ _____ _____ _____

Dinner   Carbs

_____

_____

_____

_____

After Dinner Blood Sugar:

Exercise Time:

____ Weights / Resistence   ____ Walking   ____ Aerobic

____ Multivitamin & Minerals ____ Supplements ____ Probiotics

Date:
Daily Water Intake: __ __ __ __ __ __ __ __
Morning Blood Sugar:
Insulin Unit Intake:
Morning Meds: ____ _____ ____ _____

Breakfast	Carbs

After Breakfast Blood Sugar:
Insulin Unit Intake:

AM Snack	Carbs

After Snack Blood Sugar:
Before Lunch Blood Sugar:
Insulin Unit Intake:
Afternoon Meds: ____ _____ ____ _____

Lunch	Carbs

After Lunch Blood Sugar:
Insulin Intake:

PM Snack	Carbs

After Snack Blood Sugar:
Before Dinner Blood Sugar:
Insulin Unit Intake:
Evening Meds: ____ _____ ____ _____

Dinner	Carbs

After Dinner Blood Sugar:
Exercise Time:
____ Weights / Resistence   ____ Walking   ____ Aerobic
____ Multivitamin & Minerals ____ Supplements ____ Probiotics

Date: Weight: _____

Daily Water Intake: __ __ __ __ __ __ __ __

Morning Blood Sugar:

Insulin Unit Intake:

Morning Meds: _____ _____ _____ _____

Breakfast   Carbs

After Breakfast Blood Sugar:

Insulin Unit Intake:

AM Snack   Carbs

After Snack Blood Sugar:

Before Lunch Blood Sugar:

Insulin Unit Intake:

Afternoon Meds: _____ _____ _____ _____

Lunch   Carbs

After Lunch Blood Sugar:

Insulin Intake:

PM Snack   Carbs

After Snack Blood Sugar:

Before Dinner Blood Sugar:

Insulin Unit Intake:

Evening Meds: _____ _____ _____ _____

Dinner   Carbs

After Dinner Blood Sugar:

Exercise Time:

____ Weights / Resistence   ____ Walking   ____ Aerobic

____ Multivitamin & Minerals ____ Supplements ____ Probiotics

Date:
Daily Water Intake: __ __ __ __ __ __ __ __
Morning Blood Sugar:
Insulin Unit Intake:
Morning Meds: _____ _____ _____ _____

Breakfast   Carbs

_____

_____

_____

_____

After Breakfast Blood Sugar:
Insulin Unit Intake:

AM Snack   Carbs

_____

_____

After Snack Blood Sugar:
Before Lunch Blood Sugar:
Insulin Unit Intake:
Afternoon Meds: _____ _____ _____ _____

Lunch   Carbs

_____

_____

_____

_____

After Lunch Blood Sugar:
Insulin Intake:

PM Snack   Carbs

_____

_____

After Snack Blood Sugar:
Before Dinner Blood Sugar:
Insulin Unit Intake:
Evening Meds: _____ _____ _____ _____

Dinner   Carbs

_____

_____

_____

_____

After Dinner Blood Sugar:
Exercise Time:
____ Weights / Resistence   ____ Walking   ____ Aerobic
____ Multivitamin & Minerals ____ Supplements ____ Probiotics

Date:
Daily Water Intake: __ __ __ __ __ __ __ __
Morning Blood Sugar:
Insulin Unit Intake:
Morning Meds: _____ _____ _____ _____

Breakfast   Carbs

_____
_____
_____
_____

After Breakfast Blood Sugar:
Insulin Unit Intake:

AM Snack   Carbs

_____
_____

After Snack Blood Sugar:
Before Lunch Blood Sugar:
Insulin Unit Intake:
Afternoon Meds: _____ _____ _____ _____

Lunch   Carbs

_____
_____
_____
_____

After Lunch Blood Sugar:
Insulin Intake:

PM Snack   Carbs

_____
_____

After Snack Blood Sugar:
Before Dinner Blood Sugar:
Insulin Unit Intake:
Evening Meds: _____ _____ _____ _____

Dinner   Carbs

_____
_____
_____
_____

After Dinner Blood Sugar:
Exercise Time:
____ Weights / Resistence   ____ Walking   ____ Aerobic
____ Multivitamin & Minerals ____ Supplements ____ Probiotics

Date:
Daily Water Intake: __ __ __ __ __ __ __ __
Morning Blood Sugar:
Insulin Unit Intake:
Morning Meds: _____ _____ _____ _____

Breakfast   Carbs

_____
_____
_____
_____

After Breakfast Blood Sugar:
Insulin Unit Intake:

AM Snack   Carbs

_____
_____

After Snack Blood Sugar:
Before Lunch Blood Sugar:
Insulin Unit Intake:
Afternoon Meds: _____ _____ _____ _____

Lunch   Carbs

_____
_____
_____
_____

After Lunch Blood Sugar:
Insulin Intake:

PM Snack   Carbs

_____
_____

After Snack Blood Sugar:
Before Dinner Blood Sugar:
Insulin Unit Intake:
Evening Meds: _____ _____ _____ _____

Dinner   Carbs

_____
_____
_____
_____

After Dinner Blood Sugar:
Exercise Time:
____ Weights / Resistence   ____ Walking   ____ Aerobic
____ Multivitamin & Minerals ____ Supplements ____ Probiotics

Date:
Daily Water Intake: __ __ __ __ __ __ __ __
Morning Blood Sugar:
Insulin Unit Intake:
Morning Meds: _____ _____ _____ _____

Breakfast   Carbs

_____

_____

_____

_____

After Breakfast Blood Sugar:
Insulin Unit Intake:
AM Snack   Carbs

_____

_____

After Snack Blood Sugar:
Before Lunch Blood Sugar:
Insulin Unit Intake:
Afternoon Meds: _____ _____ _____ _____

Lunch   Carbs

_____

_____

_____

_____

After Lunch Blood Sugar:
Insulin Intake:
PM Snack   Carbs

_____

_____

After Snack Blood Sugar:
Before Dinner Blood Sugar:
Insulin Unit Intake:
Evening Meds: _____ _____ _____ _____

Dinner   Carbs

_____

_____

_____

_____

After Dinner Blood Sugar:
Exercise Time:
____ Weights / Resistence   ____ Walking   ____ Aerobic
____ Multivitamin & Minerals ____ Supplements ____ Probiotics

Date:
Daily Water Intake: __ __ __ __ __ __ __ __
Morning Blood Sugar:
Insulin Unit Intake:
Morning Meds: ____ _____ ____ _____
Breakfast   Carbs

_____
_____
_____
_____

After Breakfast Blood Sugar:
Insulin Unit Intake:
AM Snack   Carbs

_____
_____

After Snack Blood Sugar:
Before Lunch Blood Sugar:
Insulin Unit Intake:
Afternoon Meds: ____ _____ ____ _____
Lunch   Carbs

_____
_____
_____
_____

After Lunch Blood Sugar:
Insulin Intake:
PM Snack   Carbs

_____
_____

After Snack Blood Sugar:
Before Dinner Blood Sugar:
Insulin Unit Intake:
Evening Meds: ____ _____ ____ _____
Dinner   Carbs

_____
_____
_____
_____

After Dinner Blood Sugar:
Exercise Time:
____ Weights / Resistence   ____ Walking   ____ Aerobic
____ Multivitamin & Minerals ____ Supplements ____ Probiotics

Date:
Daily Water Intake: __ __ __ __ __ __ __ __
Morning Blood Sugar:
Insulin Unit Intake:
Morning Meds: _____ _____ _____ _____

Breakfast   Carbs

_____
_____
_____
_____

After Breakfast Blood Sugar:
Insulin Unit Intake:

AM Snack   Carbs

_____
_____

After Snack Blood Sugar:
Before Lunch Blood Sugar:
Insulin Unit Intake:
Afternoon Meds: _____ _____ _____ _____

Lunch   Carbs

_____
_____
_____
_____

After Lunch Blood Sugar:
Insulin Intake:

PM Snack   Carbs

_____
_____

After Snack Blood Sugar:
Before Dinner Blood Sugar:
Insulin Unit Intake:
Evening Meds: _____ _____ _____ _____

Dinner   Carbs

_____
_____
_____
_____

After Dinner Blood Sugar:
Exercise Time:
____ Weights / Resistence   ____ Walking   ____ Aerobic
____ Multivitamin & Minerals ____ Supplements ____ Probiotics

Date: Weight: _____

Daily Water Intake: __ __ __ __ __ __ __ __

Morning Blood Sugar:

Insulin Unit Intake:

Morning Meds: _____ _____ _____ _____

Breakfast   Carbs

_____

_____

_____

_____

After Breakfast Blood Sugar:

Insulin Unit Intake:

AM Snack   Carbs

_____

_____

After Snack Blood Sugar:

Before Lunch Blood Sugar:

Insulin Unit Intake:

Afternoon Meds: _____ _____ _____ _____

Lunch   Carbs

_____

_____

_____

_____

After Lunch Blood Sugar:

Insulin Intake:

PM Snack   Carbs

_____

_____

After Snack Blood Sugar:

Before Dinner Blood Sugar:

Insulin Unit Intake:

Evening Meds: _____ _____ _____ _____

Dinner   Carbs

_____

_____

_____

_____

After Dinner Blood Sugar:

Exercise Time:

____ Weights / Resistence   ____ Walking   ____ Aerobic

____ Multivitamin & Minerals ____ Supplements ____ Probiotics

Date:
Daily Water Intake: __ __ __ __ __ __ __ __
Morning Blood Sugar:
Insulin Unit Intake:
Morning Meds: _____ _____ _____ _____

Breakfast   Carbs

_____
_____
_____
_____

After Breakfast Blood Sugar:
Insulin Unit Intake:

AM Snack   Carbs

_____
_____

After Snack Blood Sugar:
Before Lunch Blood Sugar:
Insulin Unit Intake:
Afternoon Meds: _____ _____

Lunch   Carbs

_____
_____
_____
_____

After Lunch Blood Sugar:
Insulin Intake:

PM Snack   Carbs

_____
_____

After Snack Blood Sugar:
Before Dinner Blood Sugar:
Insulin Unit Intake:
Evening Meds: _____ _____

Dinner   Carbs

_____
_____
_____
_____

After Dinner Blood Sugar:
Exercise Time:
____ Weights / Resistence   ____ Walking   ____ Aerobic
____ Multivitamin & Minerals ____ Supplements ____ Probiotics

Date:
Daily Water Intake: __ __ __ __ __ __ __ __
Morning Blood Sugar:
Insulin Unit Intake:
Morning Meds: _____ _____ _____ _____

Breakfast	Carbs

After Breakfast Blood Sugar:
Insulin Unit Intake:

AM Snack	Carbs

After Snack Blood Sugar:
Before Lunch Blood Sugar:
Insulin Unit Intake:
Afternoon Meds: _____ _____ _____ _____

Lunch	Carbs

After Lunch Blood Sugar:
Insulin Intake:

PM Snack	Carbs

After Snack Blood Sugar:
Before Dinner Blood Sugar:
Insulin Unit Intake:
Evening Meds: _____ _____ _____ _____

Dinner	Carbs

After Dinner Blood Sugar:
Exercise Time:
____ Weights / Resistence   ____ Walking   ____ Aerobic
____ Multivitamin & Minerals ____ Supplements ____ Probiotics

Date:

Daily Water Intake: __ __ __ __ __ __ __ __

Morning Blood Sugar:

Insulin Unit Intake:

Morning Meds: ____ _____ ____ _____

Breakfast   Carbs

_____

_____

_____

_____

After Breakfast Blood Sugar:

Insulin Unit Intake:

AM Snack   Carbs

_____

After Snack Blood Sugar:

Before Lunch Blood Sugar:

Insulin Unit Intake:

Afternoon Meds: ____ _____ ____ _____

Lunch   Carbs

_____

_____

_____

_____

After Lunch Blood Sugar:

Insulin Intake:

PM Snack   Carbs

_____

After Snack Blood Sugar:

Before Dinner Blood Sugar:

Insulin Unit Intake:

Evening Meds: ____ _____ ____ _____

Dinner   Carbs

_____

_____

_____

_____

After Dinner Blood Sugar:

Exercise Time:

____ Weights / Resistence   ____ Walking   ____ Aerobic

____ Multivitamin & Minerals ____ Supplements ____ Probiotics

Date:
Daily Water Intake: __ __ __ __ __ __ __ __
Morning Blood Sugar:
Insulin Unit Intake:
Morning Meds: _____ _____ _____ _____

Breakfast	Carbs

After Breakfast Blood Sugar:
Insulin Unit Intake:

AM Snack	Carbs

After Snack Blood Sugar:
Before Lunch Blood Sugar:
Insulin Unit Intake:
Afternoon Meds: _____ _____ _____ _____

Lunch	Carbs

After Lunch Blood Sugar:
Insulin Intake:

PM Snack	Carbs

After Snack Blood Sugar:
Before Dinner Blood Sugar:
Insulin Unit Intake:
Evening Meds: _____ _____ _____ _____

Dinner	Carbs

After Dinner Blood Sugar:
Exercise Time:
____ Weights / Resistence   ____ Walking   ____ Aerobic
____ Multivitamin & Minerals ____ Supplements ____ Probiotics

Date:

Daily Water Intake: __ __ __ __ __ __ __ __

Morning Blood Sugar:

Insulin Unit Intake:

Morning Meds: ____ _____ ____ _____

Breakfast   Carbs

_____

_____

_____

_____

After Breakfast Blood Sugar:

Insulin Unit Intake:

AM Snack   Carbs

_____

_____

After Snack Blood Sugar:

Before Lunch Blood Sugar:

Insulin Unit Intake:

Afternoon Meds: ____ _____ ____ _____

Lunch   Carbs

_____

_____

_____

_____

After Lunch Blood Sugar:

Insulin Intake:

PM Snack   Carbs

_____

_____

After Snack Blood Sugar:

Before Dinner Blood Sugar:

Insulin Unit Intake:

Evening Meds: ____ _____ ____ _____

Dinner   Carbs

_____

_____

_____

_____

After Dinner Blood Sugar:

Exercise Time:

____ Weights / Resistence   ____ Walking   ____ Aerobic

____ Multivitamin & Minerals ____ Supplements ____ Probiotics

Date:
Daily Water Intake: __ __ __ __ __ __ __ __
Morning Blood Sugar:
Insulin Unit Intake:
Morning Meds: _____ _____ ____ _____

Breakfast   Carbs

_____
_____
_____
_____

After Breakfast Blood Sugar:
Insulin Unit Intake:

AM Snack   Carbs

_____
_____

After Snack Blood Sugar:
Before Lunch Blood Sugar:
Insulin Unit Intake:
Afternoon Meds: _____ _____ ____ _____

Lunch   Carbs

_____
_____
_____
_____

After Lunch Blood Sugar:
Insulin Intake:

PM Snack   Carbs

_____
_____

After Snack Blood Sugar:
Before Dinner Blood Sugar:
Insulin Unit Intake:
Evening Meds: _____ _____ ____ _____

Dinner   Carbs

_____
_____
_____
_____

After Dinner Blood Sugar:
Exercise Time:
____ Weights / Resistence   ____ Walking   ____ Aerobic
____ Multivitamin & Minerals ____ Supplements ____ Probiotics

Date: Weight: _____
Daily Water Intake: __ __ __ __ __ __ __ __
Morning Blood Sugar:
Insulin Unit Intake:
Morning Meds: _____ _____ _____ _____

Breakfast   Carbs

After Breakfast Blood Sugar:
Insulin Unit Intake:

AM Snack   Carbs

After Snack Blood Sugar:
Before Lunch Blood Sugar:
Insulin Unit Intake:
Afternoon Meds: _____ _____ _____ _____

Lunch   Carbs

After Lunch Blood Sugar:
Insulin Intake:

PM Snack   Carbs

After Snack Blood Sugar:
Before Dinner Blood Sugar:
Insulin Unit Intake:
Evening Meds: _____ _____ _____ _____

Dinner   Carbs

After Dinner Blood Sugar:
Exercise Time:
____ Weights / Resistence   ____ Walking   ____ Aerobic
____ Multivitamin & Minerals ____ Supplements ____ Probiotics

Date:
Daily Water Intake: __ __ __ __ __ __ __ __
Morning Blood Sugar:
Insulin Unit Intake:
Morning Meds: ____ _____ ____ _____

Breakfast   Carbs

_____
_____
_____
_____

After Breakfast Blood Sugar:
Insulin Unit Intake:

AM Snack   Carbs

_____
_____

After Snack Blood Sugar:
Before Lunch Blood Sugar:
Insulin Unit Intake:
Afternoon Meds: ____ _____ ____ _____

Lunch   Carbs

_____
_____
_____
_____

After Lunch Blood Sugar:
Insulin Intake:

PM Snack   Carbs

_____
_____

After Snack Blood Sugar:
Before Dinner Blood Sugar:
Insulin Unit Intake:
Evening Meds: ____ _____ ____ _____

Dinner   Carbs

_____
_____
_____
_____

After Dinner Blood Sugar:
Exercise Time:
____ Weights / Resistence   ____ Walking   ____ Aerobic
____ Multivitamin & Minerals ____ Supplements ____ Probiotics

Date:
Daily Water Intake: __ __ __ __ __ __ __ __
Morning Blood Sugar:
Insulin Unit Intake:
Morning Meds: _____ _____ _____ _____

Breakfast   Carbs

_____

_____

_____

_____

After Breakfast Blood Sugar:
Insulin Unit Intake:

AM Snack   Carbs

_____

_____

After Snack Blood Sugar:
Before Lunch Blood Sugar:
Insulin Unit Intake:
Afternoon Meds: _____ _____ _____ _____

Lunch   Carbs

_____

_____

_____

_____

After Lunch Blood Sugar:
Insulin Intake:

PM Snack   Carbs

_____

_____

After Snack Blood Sugar:
Before Dinner Blood Sugar:
Insulin Unit Intake:
Evening Meds: _____ _____ _____ _____

Dinner   Carbs

_____

_____

_____

_____

After Dinner Blood Sugar:
Exercise Time:
____ Weights / Resistence   ____ Walking   ____ Aerobic
____ Multivitamin & Minerals ____ Supplements ____ Probiotics

Date:
Daily Water Intake: __ __ __ __ __ __ __ __
Morning Blood Sugar:
Insulin Unit Intake:
Morning Meds: _____ _____ _____ _____

Breakfast	Carbs

After Breakfast Blood Sugar:
Insulin Unit Intake:

AM Snack	Carbs

After Snack Blood Sugar:
Before Lunch Blood Sugar:
Insulin Unit Intake:
Afternoon Meds: _____ _____ _____ _____

Lunch	Carbs

After Lunch Blood Sugar:
Insulin Intake:

PM Snack	Carbs

After Snack Blood Sugar:
Before Dinner Blood Sugar:
Insulin Unit Intake:
Evening Meds: _____ _____ _____ _____

Dinner	Carbs

After Dinner Blood Sugar:
Exercise Time:
____ Weights / Resistence   ____ Walking   ____ Aerobic
____ Multivitamin & Minerals ____ Supplements ____ Probiotics

Date:
Daily Water Intake: __ __ __ __ __ __ __ __
Morning Blood Sugar:
Insulin Unit Intake:
Morning Meds: ____ _____ ____ _____

Breakfast   Carbs

_____

_____

_____

_____

After Breakfast Blood Sugar:
Insulin Unit Intake:
AM Snack   Carbs

_____

_____

After Snack Blood Sugar:
Before Lunch Blood Sugar:
Insulin Unit Intake:
Afternoon Meds: ____ _____ ____ _____

Lunch   Carbs

_____

_____

_____

_____

After Lunch Blood Sugar:
Insulin Intake:
PM Snack   Carbs

_____

_____

After Snack Blood Sugar:
Before Dinner Blood Sugar:
Insulin Unit Intake:
Evening Meds: ____ _____ ____ _____

Dinner   Carbs

_____

_____

_____

_____

After Dinner Blood Sugar:
Exercise Time:
____ Weights / Resistence   ____ Walking   ____ Aerobic
____ Multivitamin & Minerals ____ Supplements ____ Probiotics

Date:
Daily Water Intake: __ __ __ __ __ __ __ __
Morning Blood Sugar:
Insulin Unit Intake:
Morning Meds: _____ _____ _____ _____

Breakfast   Carbs

_____
_____
_____
_____

After Breakfast Blood Sugar:
Insulin Unit Intake:
AM Snack   Carbs

_____
_____

After Snack Blood Sugar:
Before Lunch Blood Sugar:
Insulin Unit Intake:
Afternoon Meds: _____ _____ _____ _____

Lunch   Carbs

_____
_____
_____
_____

After Lunch Blood Sugar:
Insulin Intake:
PM Snack   Carbs

_____
_____

After Snack Blood Sugar:
Before Dinner Blood Sugar:
Insulin Unit Intake:
Evening Meds: _____ _____ _____ _____

Dinner   Carbs

_____
_____
_____
_____

After Dinner Blood Sugar:
Exercise Time:
____ Weights / Resistence   ____ Walking   ____ Aerobic
____ Multivitamin & Minerals ____ Supplements ____ Probiotics

Date:
Daily Water Intake: __ __ __ __ __ __ __ __
Morning Blood Sugar:
Insulin Unit Intake:
Morning Meds: _____ _____ _____ _____

Breakfast   Carbs

_____

_____

_____

_____

After Breakfast Blood Sugar:
Insulin Unit Intake:

AM Snack   Carbs

_____

_____

After Snack Blood Sugar:
Before Lunch Blood Sugar:
Insulin Unit Intake:
Afternoon Meds: _____ _____ _____ _____

Lunch   Carbs

_____

_____

_____

_____

After Lunch Blood Sugar:
Insulin Intake:

PM Snack   Carbs

_____

_____

After Snack Blood Sugar:
Before Dinner Blood Sugar:
Insulin Unit Intake:
Evening Meds: _____ _____ _____ _____

Dinner   Carbs

_____

_____

_____

_____

After Dinner Blood Sugar:
Exercise Time:
____ Weights / Resistence   ____ Walking   ____ Aerobic
____ Multivitamin & Minerals ____ Supplements ____ Probiotics

Date: Weight: _____

Daily Water Intake: __ __ __ __ __ __ __ __

Morning Blood Sugar:

Insulin Unit Intake:

Morning Meds: ____ _____ ____ _____

Breakfast   Carbs

_____

_____

_____

_____

After Breakfast Blood Sugar:

Insulin Unit Intake:

AM Snack   Carbs

_____

_____

After Snack Blood Sugar:

Before Lunch Blood Sugar:

Insulin Unit Intake:

Afternoon Meds: ____ _____ ____ _____

Lunch   Carbs

_____

_____

_____

_____

After Lunch Blood Sugar:

Insulin Intake:

PM Snack   Carbs

_____

_____

After Snack Blood Sugar:

Before Dinner Blood Sugar:

Insulin Unit Intake:

Evening Meds: ____ _____ ____ _____

Dinner   Carbs

_____

_____

_____

_____

After Dinner Blood Sugar:

Exercise Time:

____ Weights / Resistence   ____ Walking   ____ Aerobic

____ Multivitamin & Minerals ____ Supplements ____ Probiotics

Date:

Daily Water Intake: __ __ __ __ __ __ __ __

Morning Blood Sugar:

Insulin Unit Intake:

Morning Meds: _____ _____ _____ _____

Breakfast   Carbs

_____

_____

_____

_____

After Breakfast Blood Sugar:

Insulin Unit Intake:

AM Snack   Carbs

_____

_____

After Snack Blood Sugar:

Before Lunch Blood Sugar:

Insulin Unit Intake:

Afternoon Meds: _____ _____ _____ _____

Lunch   Carbs

_____

_____

_____

_____

After Lunch Blood Sugar:

Insulin Intake:

PM Snack   Carbs

_____

_____

After Snack Blood Sugar:

Before Dinner Blood Sugar:

Insulin Unit Intake:

Evening Meds: _____ _____ _____ _____

Dinner   Carbs

_____

_____

_____

_____

After Dinner Blood Sugar:

Exercise Time:

____ Weights / Resistence   ____ Walking   ____ Aerobic

____ Multivitamin & Minerals ____ Supplements ____ Probiotics

Date:
Daily Water Intake: __ __ __ __ __ __ __ __
Morning Blood Sugar:
Insulin Unit Intake:
Morning Meds: _____ _____ _____ _____

Breakfast Carbs

_____
_____
_____
_____

After Breakfast Blood Sugar:
Insulin Unit Intake:

AM Snack Carbs

_____
_____

After Snack Blood Sugar:
Before Lunch Blood Sugar:
Insulin Unit Intake:
Afternoon Meds: _____ _____ _____ _____

Lunch Carbs

_____
_____
_____
_____

After Lunch Blood Sugar:
Insulin Intake:

PM Snack Carbs

_____
_____

After Snack Blood Sugar:
Before Dinner Blood Sugar:
Insulin Unit Intake:
Evening Meds: _____ _____ _____ _____

Dinner Carbs

_____
_____
_____
_____

After Dinner Blood Sugar:
Exercise Time:
____ Weights / Resistence   ____ Walking   ____ Aerobic
____ Multivitamin & Minerals ____ Supplements ____ Probiotics

Date:
Daily Water Intake: __ __ __ __ __ __ __ __
Morning Blood Sugar:
Insulin Unit Intake:
Morning Meds: _____ _____ _____ _____

Breakfast   Carbs

_____
_____
_____
_____

After Breakfast Blood Sugar:
Insulin Unit Intake:

AM Snack   Carbs

_____
_____

After Snack Blood Sugar:
Before Lunch Blood Sugar:
Insulin Unit Intake:
Afternoon Meds: _____ _____ _____ _____

Lunch   Carbs

_____
_____
_____
_____

After Lunch Blood Sugar:
Insulin Intake:

PM Snack   Carbs

_____
_____

After Snack Blood Sugar:
Before Dinner Blood Sugar:
Insulin Unit Intake:
Evening Meds: _____ _____ _____ _____

Dinner   Carbs

_____
_____
_____
_____

After Dinner Blood Sugar:
Exercise Time:
____ Weights / Resistence   ____ Walking   ____ Aerobic
____ Multivitamin & Minerals ____ Supplements ____ Probiotics

Date:
Daily Water Intake: __ __ __ __ __ __ __ __
Morning Blood Sugar:
Insulin Unit Intake:
Morning Meds: _____ _____ _____ _____

Breakfast   Carbs

_____
_____
_____
_____

After Breakfast Blood Sugar:
Insulin Unit Intake:

AM Snack   Carbs

_____
_____

After Snack Blood Sugar:
Before Lunch Blood Sugar:
Insulin Unit Intake:
Afternoon Meds: _____ _____ _____ _____

Lunch   Carbs

_____
_____
_____
_____

After Lunch Blood Sugar:
Insulin Intake:

PM Snack   Carbs

_____
_____

After Snack Blood Sugar:
Before Dinner Blood Sugar:
Insulin Unit Intake:
Evening Meds: _____ _____ _____ _____

Dinner   Carbs

_____
_____
_____
_____

After Dinner Blood Sugar:
Exercise Time:
____ Weights / Resistence   ____ Walking   ____ Aerobic
____ Multivitamin & Minerals ____ Supplements ____ Probiotics

Date:
Daily Water Intake: __ __ __ __ __ __ __ __
Morning Blood Sugar:
Insulin Unit Intake:
Morning Meds: _____ _____ _____ _____

Breakfast   Carbs

_____
_____
_____
_____

After Breakfast Blood Sugar:
Insulin Unit Intake:
AM Snack   Carbs

_____
_____

After Snack Blood Sugar:
Before Lunch Blood Sugar:
Insulin Unit Intake:
Afternoon Meds: _____ _____ _____ _____

Lunch   Carbs

_____
_____
_____
_____

After Lunch Blood Sugar:
Insulin Intake:
PM Snack   Carbs

_____
_____

After Snack Blood Sugar:
Before Dinner Blood Sugar:
Insulin Unit Intake:
Evening Meds: _____ _____ _____ _____

Dinner   Carbs

_____
_____
_____
_____

After Dinner Blood Sugar:
Exercise Time:
____ Weights / Resistence   ____ Walking   ____ Aerobic
____ Multivitamin & Minerals ____ Supplements ____ Probiotics

Date:
Daily Water Intake: __ __ __ __ __ __ __ __
Morning Blood Sugar:
Insulin Unit Intake:
Morning Meds: ____ _____ ____ _____

Breakfast   Carbs

_____
_____
_____
_____

After Breakfast Blood Sugar:
Insulin Unit Intake:

AM Snack   Carbs

_____
_____

After Snack Blood Sugar:
Before Lunch Blood Sugar:
Insulin Unit Intake:
Afternoon Meds: ____ _____ ____ _____

Lunch   Carbs

_____
_____
_____
_____

After Lunch Blood Sugar:
Insulin Intake:

PM Snack   Carbs

_____
_____

After Snack Blood Sugar:
Before Dinner Blood Sugar:
Insulin Unit Intake:
Evening Meds: ____ _____ ____ _____

Dinner   Carbs

_____
_____
_____
_____

After Dinner Blood Sugar:
Exercise Time:
____ Weights / Resistence   ____ Walking   ____ Aerobic
____ Multivitamin & Minerals ____ Supplements ____ Probiotics

Date:

Daily Water Intake: __ __ __ __ __ __ __ __

Morning Blood Sugar:

Insulin Unit Intake:

Morning Meds: ____ _____ ____ _____

Breakfast   Carbs

_____

_____

_____

_____

After Breakfast Blood Sugar:

Insulin Unit Intake:

AM Snack   Carbs

_____

_____

After Snack Blood Sugar:

Before Lunch Blood Sugar:

Insulin Unit Intake:

Afternoon Meds: ____ _____ ____ _____

Lunch   Carbs

_____

_____

_____

_____

After Lunch Blood Sugar:

Insulin Intake:

PM Snack   Carbs

_____

_____

After Snack Blood Sugar:

Before Dinner Blood Sugar:

Insulin Unit Intake:

Evening Meds: ____ _____ ____ _____

Dinner   Carbs

_____

_____

_____

_____

After Dinner Blood Sugar:

Exercise Time:

____ Weights / Resistence   ____ Walking   ____ Aerobic

____ Multivitamin & Minerals ____ Supplements ____ Probiotics

Date: Weight: _____

Daily Water Intake: __ __ __ __ __ __ __ __

Morning Blood Sugar:

Insulin Unit Intake:

Morning Meds: _____ _____ _____ _____

Breakfast   Carbs

_____

_____

_____

_____

After Breakfast Blood Sugar:

Insulin Unit Intake:

AM Snack   Carbs

_____

_____

After Snack Blood Sugar:

Before Lunch Blood Sugar:

Insulin Unit Intake:

Afternoon Meds: _____ _____ _____ _____

Lunch   Carbs

_____

_____

_____

_____

After Lunch Blood Sugar:

Insulin Intake:

PM Snack   Carbs

_____

_____

After Snack Blood Sugar:

Before Dinner Blood Sugar:

Insulin Unit Intake:

Evening Meds: _____ _____ _____ _____

Dinner   Carbs

_____

_____

_____

_____

After Dinner Blood Sugar:

Exercise Time:

____ Weights / Resistence   ____ Walking   ____ Aerobic

____ Multivitamin & Minerals ____ Supplements ____ Probiotics

Date:
Daily Water Intake: __ __ __ __ __ __ __ __
Morning Blood Sugar:
Insulin Unit Intake:
Morning Meds: ____ _____ ____ _____

Breakfast   Carbs

_____

_____

_____

_____

After Breakfast Blood Sugar:
Insulin Unit Intake:

AM Snack   Carbs

_____

_____

After Snack Blood Sugar:
Before Lunch Blood Sugar:
Insulin Unit Intake:
Afternoon Meds: ____ _____ ____ _____

Lunch   Carbs

_____

_____

_____

_____

After Lunch Blood Sugar:
Insulin Intake:

PM Snack   Carbs

_____

_____

After Snack Blood Sugar:
Before Dinner Blood Sugar:
Insulin Unit Intake:
Evening Meds: ____ _____ ____ _____

Dinner   Carbs

_____

_____

_____

_____

After Dinner Blood Sugar:
Exercise Time:
____ Weights / Resistence   ____ Walking   ____ Aerobic
____ Multivitamin & Minerals ____ Supplements ____ Probiotics

Date:
Daily Water Intake: __ __ __ __ __ __ __ __
Morning Blood Sugar:
Insulin Unit Intake:
Morning Meds: _____ _____ _____ _____

Breakfast   Carbs

_____
_____
_____
_____

After Breakfast Blood Sugar:
Insulin Unit Intake:

AM Snack   Carbs

_____
_____

After Snack Blood Sugar:
Before Lunch Blood Sugar:
Insulin Unit Intake:
Afternoon Meds: _____ _____ _____ _____

Lunch   Carbs

_____
_____
_____
_____

After Lunch Blood Sugar:
Insulin Intake:

PM Snack   Carbs

_____
_____

After Snack Blood Sugar:
Before Dinner Blood Sugar:
Insulin Unit Intake:
Evening Meds: _____ _____ _____ _____

Dinner   Carbs

_____
_____
_____
_____

After Dinner Blood Sugar:
Exercise Time:
____ Weights / Resistance   ____ Walking   ____ Aerobic
____ Multivitamin & Minerals ____ Supplements ____ Probiotics

Date:
Daily Water Intake: __ __ __ __ __ __ __ __
Morning Blood Sugar:
Insulin Unit Intake:
Morning Meds: _____ _____ _____ _____

Breakfast Carbs

After Breakfast Blood Sugar:
Insulin Unit Intake:

AM Snack Carbs

After Snack Blood Sugar:
Before Lunch Blood Sugar:
Insulin Unit Intake:
Afternoon Meds: _____ _____ _____ _____

Lunch Carbs

After Lunch Blood Sugar:
Insulin Intake:

PM Snack Carbs

After Snack Blood Sugar:
Before Dinner Blood Sugar:
Insulin Unit Intake:
Evening Meds: _____ _____ _____ _____

Dinner Carbs

After Dinner Blood Sugar:
Exercise Time:
____ Weights / Resistence   ____ Walking   ____ Aerobic
____ Multivitamin & Minerals ____ Supplements ____ Probiotics

Date:

Daily Water Intake: __ __ __ __ __ __ __ __

Morning Blood Sugar:

Insulin Unit Intake:

Morning Meds: _____ _____ _____ _____

Breakfast   Carbs

_____

_____

_____

_____

After Breakfast Blood Sugar:

Insulin Unit Intake:

AM Snack   Carbs

_____

_____

After Snack Blood Sugar:

Before Lunch Blood Sugar:

Insulin Unit Intake:

Afternoon Meds: _____ _____ _____ _____

Lunch   Carbs

_____

_____

_____

_____

After Lunch Blood Sugar:

Insulin Intake:

PM Snack   Carbs

_____

_____

After Snack Blood Sugar:

Before Dinner Blood Sugar:

Insulin Unit Intake:

Evening Meds: _____ _____ _____ _____

Dinner   Carbs

_____

_____

_____

_____

After Dinner Blood Sugar:

Exercise Time:

____ Weights / Resistence   ____ Walking   ____ Aerobic

____ Multivitamin & Minerals ____ Supplements ____ Probiotics

Date:
Daily Water Intake: __ __ __ __ __ __ __ __
Morning Blood Sugar:
Insulin Unit Intake:
Morning Meds: _____ _____ _____ _____

Breakfast   Carbs

_____
_____
_____
_____

After Breakfast Blood Sugar:
Insulin Unit Intake:

AM Snack   Carbs

_____
_____

After Snack Blood Sugar:
Before Lunch Blood Sugar:
Insulin Unit Intake:
Afternoon Meds: _____ _____ _____ _____

Lunch   Carbs

_____
_____
_____
_____

After Lunch Blood Sugar:
Insulin Intake:

PM Snack   Carbs

_____
_____

After Snack Blood Sugar:
Before Dinner Blood Sugar:
Insulin Unit Intake:
Evening Meds: _____ _____ _____ _____

Dinner   Carbs

_____
_____
_____
_____

After Dinner Blood Sugar:
Exercise Time:
____ Weights / Resistence   ____ Walking   ____ Aerobic
____ Multivitamin & Minerals ____ Supplements ____ Probiotics

Date:
Daily Water Intake: __ __ __ __ __ __ __ __
Morning Blood Sugar:
Insulin Unit Intake:
Morning Meds: _____ _____ _____ _____

Breakfast   Carbs

_____
_____
_____
_____

After Breakfast Blood Sugar:
Insulin Unit Intake:

AM Snack   Carbs

_____
_____

After Snack Blood Sugar:
Before Lunch Blood Sugar:
Insulin Unit Intake:
Afternoon Meds: _____ _____ _____ _____

Lunch   Carbs

_____
_____
_____
_____

After Lunch Blood Sugar:
Insulin Intake:

PM Snack   Carbs

_____
_____

After Snack Blood Sugar:
Before Dinner Blood Sugar:
Insulin Unit Intake:
Evening Meds: _____ _____ _____ _____

Dinner   Carbs

_____
_____
_____
_____

After Dinner Blood Sugar:
Exercise Time:
____ Weights / Resistence   ____ Walking   ____ Aerobic
____ Multivitamin & Minerals ____ Supplements ____ Probiotics

Date:
Daily Water Intake: __ __ __ __ __ __ __ __
Morning Blood Sugar:
Insulin Unit Intake:
Morning Meds: _____ _____ _____ _____

Breakfast	Carbs

After Breakfast Blood Sugar:
Insulin Unit Intake:

AM Snack	Carbs

After Snack Blood Sugar:
Before Lunch Blood Sugar:
Insulin Unit Intake:
Afternoon Meds: _____ _____ _____ _____

Lunch	Carbs

After Lunch Blood Sugar:
Insulin Intake:

PM Snack	Carbs

After Snack Blood Sugar:
Before Dinner Blood Sugar:
Insulin Unit Intake:
Evening Meds: _____ _____ _____ _____

Dinner	Carbs

After Dinner Blood Sugar:
Exercise Time:
____ Weights / Resistence   ____ Walking   ____ Aerobic
____ Multivitamin & Minerals ____ Supplements ____ Probiotics

Date: Weight: _____
Daily Water Intake: __ __ __ __ __ __ __ __
Morning Blood Sugar:
Insulin Unit Intake:
Morning Meds: _____ _____ ____ _____
Breakfast   Carbs

_____
_____
_____
_____

After Breakfast Blood Sugar:
Insulin Unit Intake:
AM Snack   Carbs

_____
_____

After Snack Blood Sugar:
Before Lunch Blood Sugar:
Insulin Unit Intake:
Afternoon Meds: _____ _____ ____ _____
Lunch   Carbs

_____
_____
_____
_____

After Lunch Blood Sugar:
Insulin Intake:
PM Snack   Carbs

_____
_____

After Snack Blood Sugar:
Before Dinner Blood Sugar:
Insulin Unit Intake:
Evening Meds: _____ _____ ____ _____
Dinner   Carbs

_____
_____
_____
_____

After Dinner Blood Sugar:
Exercise Time:
____ Weights / Resistence   ____ Walking   ____ Aerobic
____ Multivitamin & Minerals ____ Supplements ____ Probiotics

Date:
Daily Water Intake: __ __ __ __ __ __ __ __
Morning Blood Sugar:
Insulin Unit Intake:
Morning Meds: _____ _____ _____ _____

Breakfast   Carbs

_____

_____

_____

_____

After Breakfast Blood Sugar:
Insulin Unit Intake:
AM Snack   Carbs

_____

_____

After Snack Blood Sugar:
Before Lunch Blood Sugar:
Insulin Unit Intake:
Afternoon Meds: _____ _____ _____ _____

Lunch   Carbs

_____

_____

_____

_____

After Lunch Blood Sugar:
Insulin Intake:
PM Snack   Carbs

_____

_____

After Snack Blood Sugar:
Before Dinner Blood Sugar:
Insulin Unit Intake:
Evening Meds: _____ _____ _____ _____

Dinner   Carbs

_____

_____

_____

_____

After Dinner Blood Sugar:
Exercise Time:
____ Weights / Resistence   ____ Walking   ____ Aerobic
____ Multivitamin & Minerals ____ Supplements ____ Probiotics

Date:
Daily Water Intake: __ __ __ __ __ __ __ __
Morning Blood Sugar:
Insulin Unit Intake:
Morning Meds: _____ _____ _____ _____

Breakfast   Carbs

_____
_____
_____
_____

After Breakfast Blood Sugar:
Insulin Unit Intake:

AM Snack   Carbs

_____
_____

After Snack Blood Sugar:
Before Lunch Blood Sugar:
Insulin Unit Intake:
Afternoon Meds: _____ _____ _____ _____

Lunch   Carbs

_____
_____
_____
_____

After Lunch Blood Sugar:
Insulin Intake:

PM Snack   Carbs

_____
_____

After Snack Blood Sugar:
Before Dinner Blood Sugar:
Insulin Unit Intake:
Evening Meds: _____ _____ _____ _____

Dinner   Carbs

_____
_____
_____
_____

After Dinner Blood Sugar:
Exercise Time:
____ Weights / Resistence   ____ Walking   ____ Aerobic
____ Multivitamin & Minerals ____ Supplements ____ Probiotics

Date:
Daily Water Intake: __ __ __ __ __ __ __ __
Morning Blood Sugar:
Insulin Unit Intake:
Morning Meds: _____ _____ _____ _____

Breakfast   Carbs

_____
_____
_____
_____

After Breakfast Blood Sugar:
Insulin Unit Intake:

AM Snack   Carbs

_____
_____

After Snack Blood Sugar:
Before Lunch Blood Sugar:
Insulin Unit Intake:
Afternoon Meds: _____ _____ _____ _____

Lunch   Carbs

_____
_____
_____
_____

After Lunch Blood Sugar:
Insulin Intake:

PM Snack   Carbs

_____
_____

After Snack Blood Sugar:
Before Dinner Blood Sugar:
Insulin Unit Intake:
Evening Meds: _____ _____ _____ _____

Dinner   Carbs

_____
_____
_____
_____

After Dinner Blood Sugar:
Exercise Time:
____ Weights / Resistence   ____ Walking   ____ Aerobic
____ Multivitamin & Minerals ____ Supplements ____ Probiotics

Date:
Daily Water Intake: __ __ __ __ __ __ __ __
Morning Blood Sugar:
Insulin Unit Intake:
Morning Meds: _____ _____ _____ _____

Breakfast   Carbs

_____
_____
_____
_____

After Breakfast Blood Sugar:
Insulin Unit Intake:

AM Snack   Carbs

_____
_____

After Snack Blood Sugar:
Before Lunch Blood Sugar:
Insulin Unit Intake:
Afternoon Meds: _____ _____ _____ _____

Lunch   Carbs

_____
_____
_____
_____

After Lunch Blood Sugar:
Insulin Intake:

PM Snack   Carbs

_____
_____

After Snack Blood Sugar:
Before Dinner Blood Sugar:
Insulin Unit Intake:
Evening Meds: _____ _____ _____ _____

Dinner   Carbs

_____
_____
_____
_____

After Dinner Blood Sugar:
Exercise Time:
____ Weights / Resistence   ____ Walking   ____ Aerobic
____ Multivitamin & Minerals ____ Supplements ____ Probiotics

Date:
Daily Water Intake: __ __ __ __ __ __ __ __
Morning Blood Sugar:
Insulin Unit Intake:
Morning Meds: _____ _____ _____ _____

Breakfast   Carbs

_____

_____

_____

_____

After Breakfast Blood Sugar:
Insulin Unit Intake:

AM Snack   Carbs

_____

_____

After Snack Blood Sugar:
Before Lunch Blood Sugar:
Insulin Unit Intake:
Afternoon Meds: _____ _____ _____ _____

Lunch   Carbs

_____

_____

_____

_____

After Lunch Blood Sugar:
Insulin Intake:

PM Snack   Carbs

_____

_____

After Snack Blood Sugar:
Before Dinner Blood Sugar:
Insulin Unit Intake:
Evening Meds: _____ _____ _____ _____

Dinner   Carbs

_____

_____

_____

_____

After Dinner Blood Sugar:
Exercise Time:
____ Weights / Resistence   ____ Walking   ____ Aerobic
____ Multivitamin & Minerals ____ Supplements ____ Probiotics

Date:
Daily Water Intake: __ __ __ __ __ __ __ __
Morning Blood Sugar:
Insulin Unit Intake:
Morning Meds: _____ _____ _____ _____

Breakfast   Carbs

_____
_____
_____
_____

After Breakfast Blood Sugar:
Insulin Unit Intake:

AM Snack   Carbs

_____
_____

After Snack Blood Sugar:
Before Lunch Blood Sugar:
Insulin Unit Intake:
Afternoon Meds: _____ _____ _____ _____

Lunch   Carbs

_____
_____
_____
_____

After Lunch Blood Sugar:
Insulin Intake:

PM Snack   Carbs

_____
_____

After Snack Blood Sugar:
Before Dinner Blood Sugar:
Insulin Unit Intake:
Evening Meds: _____ _____ _____ _____

Dinner   Carbs

_____
_____
_____
_____

After Dinner Blood Sugar:
Exercise Time:
____ Weights / Resistence   ____ Walking   ____ Aerobic
____ Multivitamin & Minerals ____ Supplements ____ Probiotics

Date:
Daily Water Intake: __ __ __ __ __ __ __ __
Morning Blood Sugar:
Insulin Unit Intake:
Morning Meds: _____ _____ _____ _____

Breakfast   Carbs

_____

_____

_____

_____

After Breakfast Blood Sugar:
Insulin Unit Intake:

AM Snack   Carbs

_____

_____

After Snack Blood Sugar:
Before Lunch Blood Sugar:
Insulin Unit Intake:
Afternoon Meds: _____ _____ _____ _____

Lunch   Carbs

_____

_____

_____

_____

After Lunch Blood Sugar:
Insulin Intake:

PM Snack   Carbs

_____

_____

After Snack Blood Sugar:
Before Dinner Blood Sugar:
Insulin Unit Intake:
Evening Meds: _____ _____ _____ _____

Dinner   Carbs

_____

_____

_____

_____

After Dinner Blood Sugar:
Exercise Time:
____ Weights / Resistence   ____ Walking   ____ Aerobic
____ Multivitamin & Minerals ____ Supplements ____ Probiotics

Date: _____   Weight: _____
Daily Water Intake: __ __ __ __ __ __ __ __
Morning Blood Sugar:
Insulin Unit Intake:
Morning Meds: ____ _____ ____ _____

Breakfast   Carbs

_____
_____
_____
_____

After Breakfast Blood Sugar:
Insulin Unit Intake:

AM Snack   Carbs

_____
_____

After Snack Blood Sugar:
Before Lunch Blood Sugar:
Insulin Unit Intake:
Afternoon Meds: ____ _____ ____ _____

Lunch   Carbs

_____
_____
_____
_____

After Lunch Blood Sugar:
Insulin Intake:

PM Snack   Carbs

_____
_____

After Snack Blood Sugar:
Before Dinner Blood Sugar:
Insulin Unit Intake:
Evening Meds: ____ _____ ____ _____

Dinner   Carbs

_____
_____
_____
_____

After Dinner Blood Sugar:
Exercise Time:
____ Weights / Resistence   ____ Walking   ____ Aerobic
____ Multivitamin & Minerals ____ Supplements ____ Probiotics

Date:
Daily Water Intake: __ __ __ __ __ __ __ __
Morning Blood Sugar:
Insulin Unit Intake:
Morning Meds: _____ _____ _____ _____

Breakfast   Carbs

_____

_____

_____

After Breakfast Blood Sugar:
Insulin Unit Intake:

AM Snack   Carbs

_____

After Snack Blood Sugar:
Before Lunch Blood Sugar:
Insulin Unit Intake:
Afternoon Meds: _____ _____ _____ _____

Lunch   Carbs

_____

_____

_____

After Lunch Blood Sugar:
Insulin Intake:

PM Snack   Carbs

_____

After Snack Blood Sugar:
Before Dinner Blood Sugar:
Insulin Unit Intake:
Evening Meds: _____ _____ _____ _____

Dinner   Carbs

_____

_____

_____

After Dinner Blood Sugar:
Exercise Time:
____ Weights / Resistence   ____ Walking   ____ Aerobic
____ Multivitamin & Minerals ____ Supplements ____ Probiotics

Date:
Daily Water Intake: __ __ __ __ __ __ __ __
Morning Blood Sugar:
Insulin Unit Intake:
Morning Meds: _____ _____ _____ _____

Breakfast   Carbs

_____
_____
_____
_____

After Breakfast Blood Sugar:
Insulin Unit Intake:

AM Snack   Carbs

_____
_____

After Snack Blood Sugar:
Before Lunch Blood Sugar:
Insulin Unit Intake:
Afternoon Meds: _____ _____ _____ _____

Lunch   Carbs

_____
_____
_____
_____

After Lunch Blood Sugar:
Insulin Intake:

PM Snack   Carbs

_____
_____

After Snack Blood Sugar:
Before Dinner Blood Sugar:
Insulin Unit Intake:
Evening Meds: _____ _____ _____ _____

Dinner   Carbs

_____
_____
_____
_____

After Dinner Blood Sugar:
Exercise Time:
____ Weights / Resistence   ____ Walking   ____ Aerobic
____ Multivitamin & Minerals ____ Supplements ____ Probiotics

Date:
Daily Water Intake: __ __ __ __ __ __ __ __
Morning Blood Sugar:
Insulin Unit Intake:
Morning Meds: _____ _____ _____ _____

Breakfast   Carbs

_____

_____

_____

_____

After Breakfast Blood Sugar:
Insulin Unit Intake:

AM Snack   Carbs

_____

_____

After Snack Blood Sugar:
Before Lunch Blood Sugar:
Insulin Unit Intake:
Afternoon Meds: _____ _____ _____ _____

Lunch   Carbs

_____

_____

_____

_____

After Lunch Blood Sugar:
Insulin Intake:

PM Snack   Carbs

_____

_____

After Snack Blood Sugar:
Before Dinner Blood Sugar:
Insulin Unit Intake:
Evening Meds: _____ _____ _____ _____

Dinner   Carbs

_____

_____

_____

_____

After Dinner Blood Sugar:
Exercise Time:
____ Weights / Resistence   ____ Walking   ____ Aerobic
____ Multivitamin & Minerals ____ Supplements ____ Probiotics

Date:
Daily Water Intake: __ __ __ __ __ __ __ __
Morning Blood Sugar:
Insulin Unit Intake:
Morning Meds: _____ _____ _____ _____

Breakfast   Carbs

_____
_____
_____
_____

After Breakfast Blood Sugar:
Insulin Unit Intake:

AM Snack   Carbs

_____
_____

After Snack Blood Sugar:
Before Lunch Blood Sugar:
Insulin Unit Intake:
Afternoon Meds: _____ _____ _____ _____

Lunch   Carbs

_____
_____
_____
_____

After Lunch Blood Sugar:
Insulin Intake:

PM Snack   Carbs

_____
_____

After Snack Blood Sugar:
Before Dinner Blood Sugar:
Insulin Unit Intake:
Evening Meds: _____ _____ _____ _____

Dinner   Carbs

_____
_____
_____
_____

After Dinner Blood Sugar:
Exercise Time:
____ Weights / Resistence   ____ Walking   ____ Aerobic
____ Multivitamin & Minerals ____ Supplements ____ Probiotics

Date:
Daily Water Intake: __ __ __ __ __ __ __ __
Morning Blood Sugar:
Insulin Unit Intake:
Morning Meds: ____ _____ ____ _____

Breakfast   Carbs

_____
_____
_____
_____

After Breakfast Blood Sugar:
Insulin Unit Intake:

AM Snack   Carbs

_____
_____

After Snack Blood Sugar:
Before Lunch Blood Sugar:
Insulin Unit Intake:
Afternoon Meds: ____ _____ ____ _____

Lunch   Carbs

_____
_____
_____
_____

After Lunch Blood Sugar:
Insulin Intake:

PM Snack   Carbs

_____
_____

After Snack Blood Sugar:
Before Dinner Blood Sugar:
Insulin Unit Intake:
Evening Meds: ____ _____ ____ _____

Dinner   Carbs

_____
_____
_____
_____

After Dinner Blood Sugar:
Exercise Time:
____ Weights / Resistence   ____ Walking   ____ Aerobic
____ Multivitamin & Minerals ____ Supplements ____ Probiotics

Date:

Daily Water Intake: __ __ __ __ __ __ __ __

Morning Blood Sugar:

Insulin Unit Intake:

Morning Meds: ____ _____ ____ _____

Breakfast   Carbs

_____

_____

_____

_____

After Breakfast Blood Sugar:

Insulin Unit Intake:

AM Snack   Carbs

_____

_____

After Snack Blood Sugar:

Before Lunch Blood Sugar:

Insulin Unit Intake:

Afternoon Meds: ____ _____ ____ _____

Lunch   Carbs

_____

_____

_____

_____

After Lunch Blood Sugar:

Insulin Intake:

PM Snack   Carbs

_____

_____

After Snack Blood Sugar:

Before Dinner Blood Sugar:

Insulin Unit Intake:

Evening Meds: ____ _____ ____ _____

Dinner   Carbs

_____

_____

_____

_____

After Dinner Blood Sugar:

Exercise Time:

____ Weights / Resistence   ____ Walking   ____ Aerobic

____ Multivitamin & Minerals ____ Supplements ____ Probiotics

Date:

Daily Water Intake: __ __ __ __ __ __ __ __

Morning Blood Sugar:

Insulin Unit Intake:

Morning Meds: _____ _____ _____ _____

Breakfast   Carbs

_____

_____

_____

_____

After Breakfast Blood Sugar:

Insulin Unit Intake:

AM Snack   Carbs

_____

_____

After Snack Blood Sugar:

Before Lunch Blood Sugar:

Insulin Unit Intake:

Afternoon Meds: _____ _____ _____ _____

Lunch   Carbs

_____

_____

_____

_____

After Lunch Blood Sugar:

Insulin Intake:

PM Snack   Carbs

_____

_____

After Snack Blood Sugar:

Before Dinner Blood Sugar:

Insulin Unit Intake:

Evening Meds: _____ _____ _____ _____

Dinner   Carbs

_____

_____

_____

_____

After Dinner Blood Sugar:

Exercise Time:

____ Weights / Resistence   ____ Walking   ____ Aerobic

____ Multivitamin & Minerals ____ Supplements ____ Probiotics

Date: _____ Weight: _____
Daily Water Intake: __ __ __ __ __ __ __ __
Morning Blood Sugar:
Insulin Unit Intake:
Morning Meds: _____ _____ _____ _____

Breakfast   Carbs

_____
_____
_____
_____

After Breakfast Blood Sugar:
Insulin Unit Intake:
AM Snack   Carbs

_____
_____

After Snack Blood Sugar:
Before Lunch Blood Sugar:
Insulin Unit Intake:
Afternoon Meds: _____ _____ _____ _____

Lunch   Carbs

_____
_____
_____
_____

After Lunch Blood Sugar:
Insulin Intake:
PM Snack   Carbs

_____
_____

After Snack Blood Sugar:
Before Dinner Blood Sugar:
Insulin Unit Intake:
Evening Meds: _____ _____ _____ _____

Dinner   Carbs

_____
_____
_____
_____

After Dinner Blood Sugar:
Exercise Time:
____ Weights / Resistence   ____ Walking   ____ Aerobic
____ Multivitamin & Minerals ____ Supplements ____ Probiotics

Date:
Daily Water Intake: __ __ __ __ __ __ __ __
Morning Blood Sugar:
Insulin Unit Intake:
Morning Meds: ____ _____ ____ _____

Breakfast Carbs

_____
_____
_____
_____

After Breakfast Blood Sugar:
Insulin Unit Intake:
AM Snack Carbs

_____
_____

After Snack Blood Sugar:
Before Lunch Blood Sugar:
Insulin Unit Intake:
Afternoon Meds: ____ _____ ____ _____

Lunch Carbs

_____
_____
_____
_____

After Lunch Blood Sugar:
Insulin Intake:
PM Snack Carbs

_____
_____

After Snack Blood Sugar:
Before Dinner Blood Sugar:
Insulin Unit Intake:
Evening Meds: ____ _____ ____ _____

Dinner Carbs

_____
_____
_____
_____

After Dinner Blood Sugar:
Exercise Time:
____ Weights / Resistence   ____ Walking   ____ Aerobic
____ Multivitamin & Minerals ____ Supplements ____ Probiotics